OBSERVATIONS

SUR LA CAUSE ET LE TRAITEMENT

DE L'AMÉNORRHÉE ORGANIQUE;

Par E. N. COTTE.

Le bien de l'humanité doit être l'objet continuel de nos études et de nos travaux. Les vrais savans et les hommes justes applaudiront à la droiture de nos vues, et si des rivaux injustes y opposent des prétentions vaines, n'opposons, pour les dissiper, que la science, l'honneur, et des succès.

HEVIN, *Cours de Pothot: et de Thérapeut.*

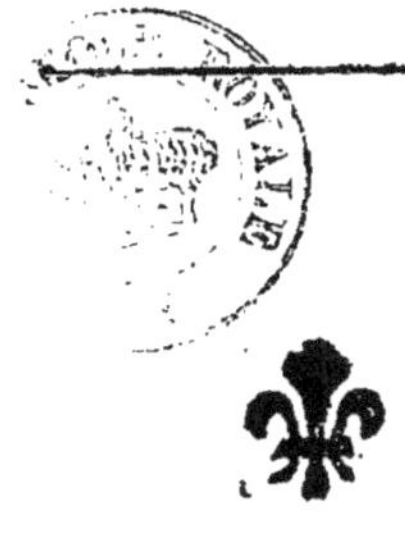

À AIX,

CHEZ D. F. CHEVALIER, IMPRIMEUR DU ROI.

1820.

OBSERVATIONS

Sur la cause et le traitement

DE L'AMÉNORRHÉE ORGANIQUE.

POUR bien connaître les fonctions inté-
rieures de la nature humaine, il faut la
voir opérer ; autrement il n'est guère
possible de savoir comment elle agit : on
ne peut en tirer que de conséquences
probables. C'est sans doute d'après de
pareilles conséquences, que les physio-
logistes ont attribué à différentes causes
le phénomène de la menstruation. Richard
Mead, célère médecin anglais, la fait dé-
pendre de certaines influences de la lune.
Jean Freind, contemporain de Mead, et
médecin de la reine d'Angleterre, pense
qu'elle est due à une surabondance géné-
rale de sang. Astruc, ancien professeur
de l'université de Montpellier, assure

qu'elle résulte d'une pléthôre particulière
des veines de l'utérus. Cullen, professeur
de l'école d'Edimbourg, soutient que cet
état de pléthôre locale a lieu dans les artères
de cette partie, et que l'écoulement mens-
truel est proportionné à la force avec laquelle ces artères poussent le sang vers
leurs extrêmités. Richerand, professeur
de la faculté de médecine de Paris, dit que
cet écoulement consiste à une sécrétion
hémorragique, et que les diverses parties
du système sanguin sont susceptibles
d'opérer la même sécrétion. Chacune de
ces hypothèses est appuyée sur des preuves
assez vraisemblables. On ne saurait décider
laquelle est la plus certaine. Plusieurs
autres savans, non moins recomandables,
ont encore donné sur ce sujet différens
systèmes, mais ils ne sont pas fondés sur
des connaissances plus véritables.

D'après ces divers sentimens, il paraît
que cette partie de la physiologie n'est pas
encore dans toute sa perfection. Ce que

nous savons n'est peut-être rien en comparaison de ce que nous ne savons pas. On pourrait même présumer que nous ne la connaîtrons jamais parfaitement. Cependant nous pouvons encore apprendre bien de choses qui nous restent à savoir. Le chemin que nous avons fait peut nous faire espérer d'aller plus loin. A force de marcher sur la voie des conjectures, on peut arriver à la vérité. Toutes les théories qu'on a donné sur cette matière ne sont pas éloignées des principes de la nature; il y en a beaucoup qui servent en quelque sorte de guide à la pratique. Celles même qui semblent n'y avoir aucun rapport conduisent à la connaissance de celles qui s'y appliquent. C'est en les suivant que j'ai découvert la cause de l'aménorrhée originelle, ainsi que les moyens de la guérir.

Cette maladie réside dans la matrice; c'est dans cet endroit qu'il faut l'attaquer, sans cela il est souvent impossible de la vaincre. Elle dépend presque toujours du

défaut de développement de l'utérus.
Morgagni a fait la même observation. Ce
célébre médecin a trouvé la matrice des
femmes mortes de la retention des règles,
tout à fait petite et comme incomplète-
ment formée. Dans ce cas, ce viscère n'a
presque point de cavité : il est ferme,
serré et ne peut se dilater naturelle-
ment. L'évacuation menstruelle prend
alors une autre direction; elle occasionne
bientôt différentes affections morbifiques,
ou elle se fait jour par la voie de quel-
qu'autre partie du corps. Il n'est pas rare
de voir l'émopthisie, l'hématemèse, le
mélœna, l'épistaxis ou d'autres hémor-
ragies insolites, suppléer à l'écoulement
utérin. Ces déviations des régles sont
toujours très-dangereuses ; on en a souvent vu de funestes. Il n'est pas bien facile
de les attirer à l'endroit où elles ont cou-
tume de couler. Les médecins ont indiqué
pour cela plusieurs moyens; mais comme
tous ces moyens n'agissent pas d'une ma-

nière directe vers la matrice, il est rare
qu'ils remplissent cette indication.

Comme la physiologie, la thérapeutique
semble n'être parvenue qu'au milieu de
sa carrière. Parmi le grand nombre de
remèdes qu'elle prescrit, il y en a bien
peu qui possèdent les propriétés qu'on
leur attribue. M. de Fontenelle, en faisant
l'éloge de M. Lemery et de ses savans
ouvrages, fait à ce sujet une réflexion bien
digne de remarque. « L'amas immense des
remèdes simples ou composés qui sont
contenus dans la pharmacopdée ou dans
le traité des drogues, dit ce célébre aca-
démicien, semblerait promettre l'immor-
talité, ou du moins une sûre guérison de
toutes les maladies; mais il en est comme
de la société, où l'on reçoit quantité d'of-
fres de services et peu de services. Dans
cette foule de remèdes, nous avons peu
de véritables amis ». MM. Swilgué et
Alibert ont bien senti cette vérité; ils
n'ont presque consigné dans leur matière

médicale que ceux dont les qualités sont bien constatées par l'expérience. Le professeur Venel avait aussi reconnu la nécessité d'une pareille réforme. Cependant ces savans médecins en ont encore admis dans leurs ouvrages de bien inutiles, et capables de tromper les jeunes praticiens par leur injuste réputation.

Les commençans ne connaissent guère la différence des maladies, ni les différentes vertus des médicamens ; ce n'est qu'avec le temps qu'ils parviennent à acquérir cette connaissance. En médecine, c'est la pratique qui rend maître : les exemples enseignent beaucoup mieux que les préceptes. Dix années d'expérience instruisent plus que vingt ans d'étude. Pour bien comprendre les auteurs, il faut avoir vu ce qu'ils ont écrit, sans quoi, on ne les conçoit que très-confusément.

On dit proverbialement que l'habit ne fait pas le moine. On peut dire également, avec autant de raison, que la robe de

Rabelais ne fait pas le médecin. M. de Ratte, secrétaire perpétuel de la société royale des sciences, de Montpellier, dit : » que les connaissances qui suffisent à la rigueur pour le doctorat, ne peuvent entrer en comparaison avec toutes celles qu'un médecin doit acquérir ». Ce n'est donc qu'après qu'il aura acquis ces connaissances, qu'il sera digne de ce titre; mais en attendant, faut-il qu'il apprenne aux dépens de l'humanité souffrante?

Celui qui commence seulement à voir des malades, reconnaît à peine chez eux les maladies qu'il a vu décrites dans les livres, et pour peu qu'elles lui paraissent graves, il ne sait plus en diriger le traitement. J'en rapporterai deux exemples remarquables :

Un patron de barque de la ville du Martigues était atteint d'une fièvre rémitente ataxique. Dans ces sortes de maladies, le système musculaire est ordinairement très-

relâché ; il y a presque toujours un abat-
tement profond et prostration externe des
forces. Ces premiers symptômes allarmè-
rent bientôt le petit jeune homme de l'art
qui le visitait. Il employa d'abord différens
remèdes opposés à la fois, annonça ensuite la perte du malade et le danger de
la contagion. Cette fâcheuse nouvelle
effraya tout le monde, chacun disparut
de la maison, il n'y resta plus que la
malheureuse épouse qui donnait, en pleu-
raut, quelques soins à son mari. Pendant
ces entrefaites, elle me fit prier de l'aller
voir. M. le curé de la paroisse, qui est plein
de zèle pour la religion, voulut bien m'y
accompagner. Il y était également appelé
pour lui donner le secours de son minis-
tère. Son état ne nous parut pas aussi dé-
sespérant qu'on nous l'avait dit. Je lui
prescrivis ce que les médecins ordonnent
en pareil cas, et il fut bientôt guéri, mal-
gré qu'on l'eut condamné plusieurs fois à
mourir.

Dans cet intervalle, on avait également condamné à la mort une jeune fille de 20 ans ; il n'y avait plus, disait-on, aucune ressource de guérison. M. Boyer, ancien capitaine de frégate, qui s'intéressait à cette malade, vint me prendre et me conduisit auprès d'elle ; je la trouvai sans aucun danger. On me dit qu'elle était dans le même état depuis deux mois. Je lui fis donner quelques remèdes, et fut tout à fait bien au bout de trois jours. Il me serait facile de pouvoir raconter plusieurs faits à peu près semblables ; mais en voilà assez pour soutenir la vérité que je viens d'avancer.

Parmi les maladies qui affligent l'espèce humaine, il y en a encore beaucoup qui sont au dessus des ressources de l'art. L'aménorrhée organique est souvent de ce nombre ; les divers remèdes qu'on a indiqués pour la guérir ne produisent ordinairement aucun effet. M. le professeur Venel n'y a presque point de confiance ; ce grand

médecin semble préférer le régime, l'exercice et la dissipation à tous les emmenago-
gues du monde. Autrefois on mettait fort
en usage les injections stimulantes dans le
vagin. M. le professeur Bosquillon a ob-
servé que ces injections agissent particu-
lièrement sur les parties où on les ap-
plique, sans augmenter l'action des vais-
seaux de l'utérus. Cette observation m'a
fait penser que si on les portait, par l'o-
rifice interne, jusques dans l'intérieur de
ce viscère, on pourrait exciter son développement : les succès ont répoudu à mon
attente. Au lieu des médicamens irritans,
j'ai employé des substances oléagineuses
légèrement hydrargiriques ; elles m'ont
paru être beaucoup plus salutaires. Cette
méthode curative convient également à la
dysménorrhée, et dans tous les cas où les
mois sont accompagnés de douleurs du
dos, des lombes et de l'abdomen.

Dans les sciences qui sont nées de
l'observation, une découverte en amène

(13)

quelquefois une autre. Les guérisons de
l'aménorrhée organique, obtenues par les
injections dans la cavité utérine, peuvent
faire espérer qu'elles pourront être également favorables dans la leucorrhée idiopa-
tique chronique. De toutes les incommo-
dités particulières aux femmes, celle qui
est connue sous le nom de fleurs blanches,
est la plus commune. Il y en a beaucoup
qui en sont atteintes, et bien peu qui en
guérissent. Galien assure en avoir guéri la
femme d'un consul romain avec la racine
d'azarum. Ce remède n'a peut-être plus
fait la même cure depuis cette époque; il
n'est pas regardé aujourd'hui comme un
spécifique dans cette maladie, et on en a
vanté dans un temps beaucoup d'autres,
qu'on ne trouve pas à présent plus effi-
caces. Suivant les observations de l'illustre
Morgagni, l'utérus est la source de la perte
en blanc, quelque soit sa nature. M.
Blatin lui a donné le nom de catharre utérin. Guillaume de Baillon, considère aussi

l'écoulement leucorrhoïque comme un rhume de la matrice. Rolin et plusieurs autres savans médecins, s'accordent également à dire que cet écoulement dépend de quelques désordres dans les fonctions sécrétoires de la membrane muqueuse de ce viscère. C'est donc à cet endroit qu'il faut chercher à le combattre. Quand on peut appliquer les remèdes sur le mal même, on est beaucoup plus certain de le guérir.

Ce nouveau procédé ne sera peut-être pas à la portée de tous les gens de l'art. Tous ceux qui exercent la médecine n'ont pas la même somme de connaissance. Il y en a qu'un simple rayon de lumière suffit pour éclairer; mais il en est aussi qui n'ont pas assez d'instruction ni d'intelligence pour faire cet état. Je ne sais même pas comment on a pu leur en permettre l'exercice. Cet excès d'indulgence peut coûter la vie à bien de malades. On pourrait facilement en donner de preuves : en voici une bien évidente : une fermière des environs du Martigues fut naguère subitement affectée d'une hernie étranglée. Le chirurgien (1) qu'elle fit appeler déclara, qu'il ne connaissait point le mal, ni par conséquent les moyens d'y rémédier, et souffrit qu'un paysan essayât d'en faire la réduction en sa présence. Un anus artificiel succéda bientôt à cette agreste manœuvre. La malade en est morte quelque temps après. Comme ami de la médecine, j'ai cru devoir rendre ce fait public, afin

---

(1) Le titre de chirurgien est en cette occasion mal employé. On ne le donne à présent qu'à ceux qui joignent aux connaissances médicales les talens de la médecine externe. Maintenant ces deux parties ne sont plus séparées : on les enseigne ensemble. Comme dans le temps de nos grands maîtres, l'art de guérir est réduit à une seule science, il n'y a plus qu'une seule école, les élèves recoivent partout les mêmes leçons : chacun prend ensuite la qualité qui lui convient ; elles sont toutes égales aux yeux de la raison ; il n'y a que les aveugles préjugés ou la différence de mérite, qui puissent faire distinguer les personnes.

de faire voir combien il est dangereux pour l'humanité de se mêler de cette profession sans la connaître. Ceux qui l'exercent de cette manière, peuvent bien guérir quelques malades. Le hazard les fait quelquefois rencontrer d'accord avec la nature ; mais ils y sont le plus souvent contraires. Si on mettait toutes leurs fautes en compte, on verrait bientôt que le nombre d'erreurs est beaucoup plus considérable que celui des succès.

F I N.